Saúde Mental em Tempos de Pandemia

Paul Valent

Traduzido por Tochukwu Benedict Ezeifekwuaba

Tektime Editore

2021

Título original: “Mental Health In The Times Of The Pandemic”
Escrito por Paul Valent
Traduzido por Tochukwu Benedict Ezeifekwuaba.
Publicação original Australian Scholarly Publishing
1ª edição: maio de 2021

Distribuído por Tektime
https://www.traduzionelibri.it

PREFÁCIO

"Minha mente está correndo em relação a esta crise." É como uma gripe, na verdade. Apenas 3% morrem. "A pessoa que lidou com minha comida está infectada?" Vamos vencer isso! "Eu sou uma enfermeira, eu me importo e me importo. Eu venho para casa e me importo. Estou cansado e desgastado com o cuidado. Estamos todos juntos nisso, mas me sinto sozinho. "As pessoas vão me ver na fila para comer?" Tenho que demitir pessoas que têm sido como família. "Eu montanha russa de raiva, medo, e choro para dormência total." Meu peito é chumbo. Meu peito está dolorido. Meu peito está explodindo. Minha mãe está com raiva. Sinto-me honrado por poder ajudar na linha de frente.

Estes são apenas alguns comentários compartilhados durante a pandemia COVID-19 (Doença do vírus Corona 2019). São uma amostra do que é chamado de crescentes consequências para a saúde mental da pandemia.

Muitas vezes, os efeitos da pandemia são considerados ansiedade, depressão e ideias suicidas. Mas nossa pequena amostra indica que os efeitos na saúde mental são generalizados e não podem ser encapsulados em poucas palavras.

A pandemia jogou nosso mundo no ar. Lidamos com o imediatismo da sobrevivência. Tentamos nos orientar, mas nossas mentes estão em uma neblina. Somos capturados pelos muitos sentimentos e sensações amostrados acima.

Tentamos assumir o controle, mesmo estando preocupados com nossos desafios pessoais, familiares, de trabalho, econômicos, políticos e, sim, até espirituais.

Tentamos entender isso em termos de outras crises. Isso é um desastre, como as recentes queimadas? Ou como uma guerra, com a qual muitas pessoas comparam a pandemia. Estamos nos escondendo nas trincheiras enquanto esperamos por armas (vacina) que nos levarão à vitória? Ou é assim a Grande Depressão, com tantos desempregados e pessoas falidas.

Por último, nos perguntamos quando e como tudo isso vai acabar, e o que será além? Seremos confrontados por uma cascata de rupturas, estruturas fragmentadas e inimizades, ou surgiremos nossas melhores naturezas? Teremos aprendido novos meios, criado novos horizontes? Vir para ver o mundo de forma diferente, e aproveitar o propósito revivido para outros desafios? Poderia ser o lado bom desta pandemia?

Felizmente, desde a última grande pandemia, a gripe espanhola de 1918, desenvolvemos muito conhecimento sobre respostas a desastres.

O conhecimento das respostas humanas em desastres pode ajudar indivíduos e sociedades a entender-se melhor e, portanto, controlar melhor seus presentes e futuros.

O objetivo deste livro é ajudar a orientar e entender os efeitos muito amplos da saúde mental desta pandemia, e, assim, ajudar a asugenar a angústia e formar um futuro melhor.

Após a Introdução no capítulo 1, no capítulo 2 apresento um resumo das respostas onipresentes de desastres, como manifestaram nesta pandemia. As respostas são divididas em biológicas, psicológicas e sociais, pois ocorrem em indivíduos, famílias, crianças e grupos vulneráveis. O capítulo oferece alguns "do's" útcis e não.

Este capítulo é uma versão expandida de um panfleto Como lidar com uma grande crise pessoal que tem sido distribuído em desastres australianos e no exterior por mais de três décadas.

O capítulo 3 fornece uma estrutura que ajuda a orientar, entender e tratar as amplas consequências da pandemia. Utiliza uma estrutura de traumatologia desenvolvida em Da Sobrevivência ao Cumprimento; Uma estrutura para a dialética life-trauma e em Terapia de Trauma e Realização; Um quadro wholist publicado por Taylor & Francis.

Como grandes crises evocam não apenas esforços para sobreviver, mas também revelam a gama de aspirações humanas, aprendemos através de nossas respostas não apenas sobre vulnerabilidades humanas, mas também sobre nossos potenciais e cumprimentos.

Este livro é adequado tanto para profissionais quanto para o público interessado. O capítulo 2 é adequado para o público geral. O panfleto no qual se baseia mostrou-se amplamente acessível e útil.

SOBRE PAUL VALENT

Paulo Valent é um traumatologista de renome internacional com formação em medicina, psiquiatria e psicoterapia. Influenciado por suas experiências no Holocausto quando criança, ele sempre se interessou por traumas. Ele foi psiquiatra de ligação no departamento de emergência do Monash Medical Centre em Melbourne por 25 anos, onde tratou muitos pacientes traumatizados. Ele iniciou uma equipe de saúde mental nas queimadas da Quarta-feira de Cinzas.

Valent fundou o grupo Melbourne Child Survivors of the Holocaust, e cofundou a Sociedade Australasiana de Estudos de Estresse Traumático. Presidiu a Conferência Mundial da Sociedade Internacional de Estudos de Estresse Traumático de 2000.

Suas publicações incluem inúmeros artigos, enciclopédias e palestras. Seu primeiro livro foi Crianças Sobreviventes do Holocausto; Adultos vivendo com trauma infantil. Seus livros Da Sobrevivência ao Cumprimento; Uma estrutura para a dialética life-trauma E Terapia de Trauma e Realização; Um quadro wholist são textos pioneiros em traumatologia. Em Duas Mentes; Contos de um Psicoterapeuta e seu último livro, Coração da Violência; Por que as pessoas se machucam são adequados tanto para os profissionais quanto para o público em geral.

Dedicação Para Dani, Ariel e Amy

AGRADECIMENTOS

Sou muito grato às seguintes pessoas que, sem hesitação e instintamente, me proporcionaram suas experiências e sabedoria: Prof Grant Blashki, Michael Breen, Prof Tony Guttmann, Rana Hussain, Dr. Amelia Klein, Prof Pat McGorry, Dr. Natasha Rabbidge, Sr. Natasha Reisner, James Walker, e Ted Watts.

Também me referi a 4 Cantos ABC/PBS, e publicações da Cruz Vermelha, Beyondblue e Gestão de Emergências austrália.

Reconhecimento especial a Nick Walker, que inspirou este livro, e à equipe da Australian Scholarly Publishing que o produziu.

ÍNDICE

CAPÍTULO 1. INTRODUÇÃO

Todas as ameaças à vida parecem ser únicas para aqueles que as experimentam. E ainda assim, de um ponto de vista diferente, todas as ameaças compartilham semelhanças. Por exemplo, cada evento tem um tempo de preparação, um tempo de golpe, um tempo de recuperação e um tempo de recuperação. Os termos científicos para esses tempos são fase pré-impacto, fase de impacto, fase pós-impacto e fase de recuperação.

Da mesma forma, cada situação envolve indivíduos, famílias, grupos e comunidades; adultos e crianças; o ajuste e os vulneráveis; líderes e seguidores.

Cada situação é física, emocional e socialmente estressante, e em cada um certo conjunto de respostas herdadas de estresse tentam restaurar o equilíbrio.

Embora todas as situações traumáticas compartilhem semelhanças, elas também são diferentes. Sentimos que os acidentes de carro diferem das inundações, e ambos diferem das guerras.

É aqui que tentamos orientar a pandemia, um desastre ou situação traumática fora de nossa experiência anterior.

Vamos ver o que sabemos de epidemias passadas e pandemias.

Epidemias e pandemias passadas

Epidemias generalizadas ocorreram ao longo da história. Em 430 Atenienses .C perderam 100.000 pessoas durante a Guerra do Peloponeso. Isso foi minúsculo comparado com a Peste Antonina 165-180 d.C., que destruiu o exército romano e matou cinco milhões de pessoas, sem contar as invasões e guerras civis que se seguiram.

Da mesma forma, a Peste de Justiniano 541-542 D.C., que poderia ter dizimado 10% da população mundial, viu a morte gradual do Império Bizantino.

Estima-se que a Morte Negra ou Praga de 1346-1353 tenha dizimado 25 milhões de pessoas, um terço a metade da população europeia.

As pragas americanas dos 16th século, introduzido pelos europeus, matou 90% das civilizações asteca, inca e indiana americana, facilitando a conquista europeia do hemisfério ocidental.

A pandemia de gripe espanhola de 1918-1920 infectou 500 milhões de pessoas ou um terço da população mundial. Ele reivindicou pelo menos 50 milhões de mortes. As más condições dos soldados que lutam na Primeira Guerra Mundial aumentaram a propagação e a letalidade do vírus.

Nos últimos tempos, a gripe asiática de 1957-1958 matou um milhão de pessoas, principalmente em Cingapura e Hong Kong. A pandemia da AIDS, que eclodiu em 1981, matou 35 milhões de pessoas em todo o mundo. Cerca de 40 milhões ainda estão infectados com isso, mas a medicação está permitindo que eles vivam vidas normais. Por fim, a pandemia de gripe suína H1N1 de 2009 matou até meio milhão de pessoas. Uma vacina contra esta gripe está incluída com vacinas regulares contra a gripe.

A Pandemia Atual

Origem. SARS (síndrome respiratória aguda grave) CoV 2, geralmente referido como Covid-19 (doença do vírus Corona 2019) parece ter se originado no mercado de frutos do mar huanan atacado molhado em Wuhan, China no final de 2019. O vírus provavelmente foi transmitido a partir de vírus corona morcego. Em março de 2020, o vírus se espalhou pelo mundo o suficiente para a OMS declarar uma pandemia.

Prevalência. Até fevereiro de 2021, foram notificados 106 milhões de casos e mais de 2,3 milhões de mortes por COVID-19 em todo o mundo. Nos EUA, os números se aproximam de 500.000 mortes.

Como muitas pessoas infectadas não revelam sintomas ou apenas têm sintomas leves, e como em muitos casos as estatísticas não são confiáveis, a proporção de infecções graves e letais do total de infecções é desconhecida. No entanto, estima-se que cerca de 1% de todos os infectados morrem. Aqueles com sintomas significativos têm uma chance maior, de 1 a 10% de morrer.

As taxas de infecção e mortalidade são influenciadas por muitos fatores. Em todo o mundo, taxas relativamente altas de infecção eram mais propensas em situações de pobreza, superlotação, falta de educação e necessidade de assumir empregos de risco onde as infecções eram mais prováveis. Associados com suas desvantagens sociais, na América afro-americanos morreram com três vezes a taxa de americanos brancos.

As taxas de mortalidade aumentaram com a idade, especialmente se o idoso tivesse condições médicas subjacentes. As altas taxas iniciais de mortalidade na Itália, que sobrecarregavam os serviços de saúde, foram atribuídas a uma população relativamente antiga. Casas de idosos mal atendidas por funcionários casuais não treinados foram responsáveis por uma segunda onda de infecção em Melbourne, que resultou em muitas mortes.

Nenhuma parte vulnerável da comunidade pode ser ignorada. Por exemplo, tendo lidado bem com a primeira onda do vírus, Cingapura e Tailândia sofreram segundas ondas que começaram em bolsões ignorados e superlotados de populações migrantes.

Um grupo especial em risco era composto por profissionais de saúde. Em abril de 2020, aproximadamente 200 médicos haviam morrido de vírus corona em todo o mundo. Em junho, 898 profissionais de saúde morreram apenas nos EUA. Em agosto, estimava-se que 10% dos coronas que tratam profissionais de saúde em diferentes partes do mundo foram infectados. O atrito dos funcionários aumentou o estresse dos demais trabalhadores.

Dito isto, a maior influência na prevalência da doença é a abordagem dos líderes nacionais. A Coreia do Sul e Cingapura, com experiência prévia de epidemias, foram rápidas em impor medidas rigorosas de higiene e isolamento e suas populações foram relativamente poupadas, mesmo com a segunda onda. A Inglaterra levou tempo para reconhecer a seriedade da pandemia. A Suécia escolheu imunidade de rebanho e deixou a pandemia rasgar. O Brasil tomou uma atitude machista e indiferente, e nos EUA o presidente Trump zombou da doença como uma farsa do Partido Democrata. Estes últimos países, especialmente os EUA (perto de 500.000 mortes), sofreram severas taxas de infecção e mortalidade.

Avaliações e ações realistas foram a melhor proteção contra a doença.

Sintomas. Segundo a OMS, os sintomas surgem de um a quatorze dias após a contração da doença. Os sintomas mais comuns são febre, tosse seca e fadiga. Menos comum são escarro, perda de paladar e olfato, falta de ar, dores musculares e articulares, dor de garganta, dores de cabeça, calafrios, vômitos, tosse de sangue, diarreia e erupção cutânea., e depressão, e ansiedade. Outros efeitos a longo prazo estão sendo investigados.

Tratamento. O melhor tratamento é a prevenção, mas isso requer uma vacina. Diferentes vacinas estão sendo liberadas com esperanças variáveis de conter o vírus e suas mutações.

A maioria das infecções não são graves, e o tratamento é sintomático, o que significa que o tratamento é direcionado para aliviar sintomas específicos. Por exemplo, ventiladores ajudam a fornecer oxigênio para aqueles com infecções pulmonares graves.

Uma vez dentro de uma população, a erradicação do vírus é difícil. Várias técnicas, no entanto, suprimem a disseminação do vírus: fechamento de fronteiras, quarentena de chegadas, triagem da população e quarentena de pessoas infectadas e seus contatos, distanciamento social, bloqueio de empresas inessenciais, escolas e trabalhadores, isolamento de populações em suas casas, uso de máscaras, lavagem das mãos e higienização frequente.

Todas essas medidas ajudam a prevenir a propagação de infecções, evitar que os serviços de saúde sejam sobrecarregados e prover tempo para novos tratamentos e desenvolvimento de uma vacina.

Prognóstico depende do sucesso das medidas preventivas, da eficácia dos sistemas político e de saúde, lidando com novos surtos e "segundas ondas", mas especialmente da disponibilidade de uma vacina. Uma vez infectada, a maioria das pessoas sobrevive, dependendo da gravidade da doença e da ajuda disponível. No entanto, alguns sintomas podem permanecer ou retornar.

Consequências secundárias. Interrupções de sistemas e relacionamentos individuais, familiares, de trabalho, comunitários e internacionais têm uma variedade de consequências prejudiciais.

Suicídios, violência doméstica, acidentes e uma variedade de doenças podem aumentar como em outros desastres. Até agora, a violência doméstica se manifestou de forma mais evidente. No entanto, as divisões sociais e as culpas, os limites dos EUA e as tendências sociais, raciais e xenófobas surgiram em todo o mundo. Alguns dizem que as consequências econômicas, sociais e políticas secundárias podem ser mais prejudiciais do que o vírus.

Consequências Secundárias são generalizadas. Na ausência de uma vacina, a pandemia pode continuar por anos. Já causou tensões nos serviços de saúde, estragos nas economias e tensões políticas. Tem causado uma deterioração generalizada da saúde mental, variando de indivíduos a nações.

Em resumo, como a disseminação do vírus físico, a expansão de círculos concêntricos de seus efeitos manifestam-se física, psicologicamente e socialmente de indivíduos para nações.

CAPÍTULO 2. EXPERIMENTANDO E LIDANDO COM A PANDEMIA

Este capítulo nomeia e fornece palavras para experiências frequentemente sem nome e impensado. Palavras cristalizam tais experiências e fornecem meios para pensar, entender e lidar com elas. Entender o ambiente interno pode ser tão útil quanto entender o ambiente externo.

Os problemas de saúde mental têm se tornando cada vez mais proeminentes nesta pandemia, como fazem durante outros desastres. No entanto, as doenças psiquiátricas aumentam apenas um pouco. A maioria dos problemas de saúde mental, mesmo as taxas de ansiedade, depressão e suicídio geralmente reconhecidas, pode ser melhor compreendida em termos de uma ampla gama de respostas de estresse e trauma, em vez de como doenças psiquiátricas.

Doenças psiquiátricas surgem ou se deterioram quando a pandemia atinge vulnerabilidades anteriores que causaram essas doenças no passado.

O que se segue são descrições em miniatura de respostas mentais, físicas e sociais comuns (biopsicossocial) a desastres manifestados nesta pandemia. Entender essas respostas pode levar a melhores meios de mitiga-las.

Como mencionado, este capítulo é uma versão expandida de um panfleto Como lidar com uma grande crise pessoal que tem sido distribuído em desastres australianos e no exterior por mais de três décadas.

Consequências do estresse pandemia

As respostas abaixo aplicam-se às respostas à pandemia, bem como às suas consequências secundárias, como luto e desemprego.

Sentimentos e emoções comumente sentidas na Pandemia

Choque e descrença. Inicialmente, a pandemia parecia irreal, como um sonho, ou um filme. A invisibilidade do vírus e o pequeno número de pessoas inicialmente afetadas facilitaram a negação. Talvez seja apenas como uma gripe ruim.

Medo e Ansiedade tem sido o outro lado da descrença. Os medos incluíam: o vírus vai me matar, 'comer-me', ou minha família; Eu vou ser deixado sozinho; abandonado; traído; Eu posso falhar em meus deveres; Posso fazer algo que prejudique os outros. A ansiedade pode beirar o pânico.

Desamparo e Impotência são acentuadas pela penetração e invisibilidade do vírus.

Dependência. As pessoas dependem das autoridades para obter informações, orientação e esperança. Eles voluntariamente desistem de liberdades que anteriormente lutaram duro para preservar e obedecer a novas regras de constrição. Alguns mostram sua independência e desrespeitam as regras.

Solidão e Saudade para a família e amigos que não se pode visitar e tocar. Anseio por tudo o que se foi, algumas coisas talvez para sempre.

Tristeza, Luto e Depressão após lutos, doenças e perdas de todos os tipos.

Desespero quando a pandemia se arrasta, as segundas ondas aparecem, as consequências continuam aumentando, e nenhum fim parece à vista.

Raiva com líderes que não se importam, que foram negligentes. Frustração e impotência devido à incapacidade de prosseguir com a vida. Indignação com a insensatez e a injustiçade tudo isso. Raiva com 'outros', com aqueles que espalham o vírus, e com bodes expiatórios para o sofrimento.

Culpa por estar vivo e saudável, por estar melhor do que os outros, por não salvar ou ajudar os outros, por não impedir que os filhos desaguem.

Vergonha por ser indefeso, dependente, emocional; por

ser passivo, covarde.

Excesso de imersão e sobre-excitação. As pessoas podem seguir cada detalhe da pandemia. Estepode alternar com

Dormência quando as pessoas se cortam de informações e sentimentos. Sentimentos podem resmungar abaixo, e superfície inesperadamente.

Desapontações e decepções, por exemplo, com ondas recorrentes do vírus, que pode alternar com

Esperança para o futuro e tempos melhores, especialmente à medida que as infecções e as taxas de mortalidade diminuem.

Todos esses sentimentos podem ocorrer individualmente ou em combinações. Eles podem ocorrer em relação ao vírus em si, ou em relação a estresses secundários, como o desemprego, ou não poder pagar o aluguel.

Os sentimentos são comuns e normais, e permitir que sua expressão não leve à perda de controle como se pode temer, mas ao alívio e à cura.

Engarrafar sentimentos pode levar a problemas nervosos e físicos.

Respostas perceptuais e físicas

Hora pode arrastar com tédio, mas em retrospecto ter voado por.

Memória e concentração. A mente pode ficar confusa e constrito.

Fadiga pode vir da insônia, vigilância constante e necessidade de reavaliar o que eram atividades automáticas cotidianas.

Sintomas físicos comuns incluem tonturas, palpitações, tremores, asfixia na garganta, náuseas, diarreia e dores na cabeça, pescoço, peito e costas.

As mulheres podem experimentar o arrasto no útero e distúrbios menstruais. Qualquer gênero pode sofrer mudanças no interesse sexual.

Efeitos físicos secundários. Infecções, hipertensão, doenças cardíacas, diabetes e outras doenças podem surgir ou serem agravadas pelo estresse.

Aumento da ingestão de café, álcool e drogas ocorreu. Algumas pessoas abandonaram seus regimes de tratamento. Alguns aceitaram o jogo.

Acidentes- o estresse leva a aumentos nos acidentes domésticos, de carro, motos e bicicletas.

Melhorias paradoxais pode resultar de bloqueios, como menos infecções devido à menor mistura social.

Relações Familiares e Sociais

A pandemia produziu consequências diferentes e até mesmo opostas, dependendo das circunstâncias vigentes. Por exemplo, separações de familiares devido a fronteiras fechadas e bloqueios eram difíceis de suportar, mas em outras circunstâncias proximidades próximas e prolongadas poderiam desgastar os nervos. Da mesma forma, a proximidade forçada aumentou a intimidade em muitas famílias, ao mesmo tempo em que levou à violência doméstica em outras.

O mesmo se aplica ao trabalho. Trabalhar em casa, com crianças fazendo educação domiciliar simultânea e fazendo outras exigências, muitas vezes esticou a logística. Por outro lado, não ter que viajar para o trabalho e não se distrair com colegas de trabalho poderia melhorar a produtividade.

O aumento do tempo livre pode ser agradável, mas estar desempregado e desprovido de atividades sociais pode ser estressante. As reuniões de zoom foram uma compensação, mas podem se tornar estéreis e frustrantes devido às dificuldades tecnológicas.

Na comunidade em geral, "Estamos sozinhos juntos" expressou solidariedade, não reforçada pelo distanciamento social e pelos bloqueios. Inevitavelmente, no entanto, surgiram suspeitas de outros portadores do vírus. Uma tendência para os delineamentos nos EUA surgiu, desde indivíduos e bairros até entre nações.

As autoridades que se importavam, eram verdadeiras, e comunicavam claramente eram confiáveis e obedeceram, como vimos. Líderes que se auto-concentraram, negaram a verdade, eram incompetentes e ofereciam falsas esperanças, mesmo com o crescimento das taxas de mortalidade, evocavam raiva e um sentimento de traição entre seus cidadãos.

Pessoas que desconfiavam das autoridades por experiência passada poderiam interpretar os bloqueios como sendo presos, implicados e sendo injustamente punidos. Eles poderiam se rebelar, protestar e até ser violentos.

Crianças

Embora os adultos se colocassem para fora e sacrificavam suas próprias necessidades para seus filhos, eles eram muitas vezes imunes à própria angústia das crianças. A atenção aos sentimentos das crianças pode aumentar o estresse dos pais já sobrecarregados.

As crianças responderam da mesma forma aos adultos, exceto que suas respostas foram moldadas por sua idade, imaginação, dependência de adultos e maturidade de compreensão. As crianças temiam especialmente a perda de seus pais, família e amigos. Eles estavam especialmente preocupados, também, que suas ações poderiam prejudicar seus pais ou causar sua perda.

Durante os confinamentos, as crianças perderam suas escolas, aprendizado, amigos, professores e rotinas. Paradoxalmente, algumas crianças que anteriormente não se misturavam bem com outras prosperam através de um aprendizado distante.

Ser menos capaz de se expressar verbalmente as crianças pode expressar-se através do comportamento. Eles podem dormir mal, ter pesadelos, regredir e ser mais grudentos, molhar a cama novamente, retirar-se, ou eles podem se tornar perturbadores.

Grupos Vulneráveis

Os Idosos são mais vulneráveis ao vírus, especialmente se eles têm deficiências subjacentes, doenças, demência, e se eles estão em asilos onde o vírus pode se espalhar facilmente. Todas essas circunstâncias aumentam a vulnerabilidade de sua saúde mental.

O III, Sedo vírus corona ou outras doenças são suscetíveis a problemas de saúde mental. Eles aumentam devido à separação forçada das famílias durante os bloqueios.

Os Enlutados. Para o luto normal é adicionada dor de ter sido evitado estar com os moribundos, e os serviços funerários sendo severamente redimensionados.

Os Socialmente Isolados sofrem sozinho e vulnerabilidade extra. Aqueles presos em países estrangeiros, migrantes que não conseguem entender a língua local, e aqueles incapazes de usar mídia eletrônica sofrem isolamento extra e falta de apoio.

Os socialmente desprivilegiados. Nos EUA, por exemplo, negros e hispânicos sofrem taxas de infecção 2-3 vezes maiores do que os brancos.

O já estressado e traumatizado. A pandemia pode aumentar as tensões anteriores, como pobreza e doenças. Os pobresviver em situações mais lotadas e achar mais difícil isolar e não trabalhar. Eles podem ignorar os sintomas da coroa porque podem não ter comida se não funcionarem. Além disso, as tensões atuais podem adicionar e desencadear traumas antigos.

Ajudantes dar profundamente de si mesmos. Eles angustiam seus clientes e pacientes e são propensos a sentir culpa por não terem feito o suficiente por eles. Eles são assombrados pela morte de seus pacientes, e perturbados com a possibilidade, que para alguns realmente se concretizou, de ter que escolher quem seria tratado e quem saiu para morrer. O excesso de trabalho, a falta de sono, a falta de recursos e o buffet emocional levam-nos à exaustão e ao "burn-out".

Os ajudantes se preocupam em transmitir o vírus para outros pacientes e suas famílias. Apenas em segundo lugar eles se preocupam em ser infectados. Muitos ajudantes de fato se infectaram, e alguns, como na Itália, morreram. O desgaste dos funcionários por doença e quarentena aumenta o estresse sobre o resto.

Cascatas de Estresse

Estresses anteriores e respostas ao estresse podem se acumular em várias combinações com novas tensões e produzir cascatas de estresse e trauma. Por exemplo, em partes dos Estados Unidos, o vírus foi a gota d'água em cima do desemprego, moradia pobre, tensões raciais, brutalidade policial e pobreza. No final, a situação explodiu em tumultos e violência.

Também nos EUA, o vírus se envolveu na divisão política local e na tensão internacional.

Tornando o evento mais fácil de suportar

Defesas Mentais. Inicialmente, a gravidade da pandemia foi negada e minimizada antes de ser finalmente aceita. No entanto, alguns continuaram negando os fatos, e algumas teorias conspiratórias criadas sobre poderes malignos tirando seus direitos. A negação além do necessário para absorver o choque levou ao perigo para si mesmo e para os outros.

Realidade e fatos embora dolorosos inicialmente, fornecem o melhor valor a longo prazo. Eles guardam todos os mitos e fantasias que podem realmente aumentar a angústia e o perigo. Por isso, era importante manter uma gama estreita de informações confiáveis.

Expressão de Sentimentos. Permitindo que sentimentos apareçame expressá-los fornece alívio e controle, não perda de controle, como é muitas vezes temido.

Apoio pode proporcionar grande alívio e conforto. O apoio mútuo pode promover camaradagem e amizade.

Atividade útil como trabalhar online, ajudar os outros, configurar jogospara as crianças fornecem uma sensação de controle e normalidade.

Rotinas fornecer uma sensação de constância e realidade.

Humor, música, filmes, fornecer perspectiva e alívio.

Privacidade é importante mesmo isoladamente. Permite a digestão de sentimentos e contextualização de si mesmo no mundo.

Esperança. Lembrar de passados pré-pandêmicos e perspectivas de futuros pós-pandemias coloca a pandemia em contexto. Haverá um fim para a pandemia. As feridas vão sarar. Podemos até sair deste desastre mais forte e mais sábio.

Forros prateados

Dizem que toda nuvem tem um forro prateado, e a pandemia vomitou algumas díspares.

Os ajudantes derivaram profunda satisfação de salvar e manter vidas e confortos essenciais dos outros. Eles não se sentiam heroicos, mas entendiam que estavam na vanguarda dos acontecimentos históricos.

Na população, especialmente inicialmente, a cooperação sem precedentes surgiu entre grupos sociais anteriormente separados. "Estamos sozinhos, mas juntos nisso", desta vez significa o paradoxo do isolamento social compartilhado em todas as populações.

Muitos se adaptaram a novas realidades. As pessoas se tornaram experientes em tecnologia. As pessoas usavam a internet para o trabalho, escolaridade, reuniões individuais, familiares e em grupo e jogos. A internet forneceu conexões e entretenimento de todo o mundo.

Trabalho e estudo em casa economizam tempo de viagem e proporcionam tempo extra para hobbies, relacionamentos íntimos e pensamento.

Despojadas de inessenciais, as pessoas tiveram a chance de aprender sobre si mesmas, e quem e o que eram importantes em suas vidas.

Teias de aranha do velho pensamento podem ser varridas, para serem substituídas pela sabedoria, pragmatismo, criatividade e cooperação. Perspectivas realistas podem ser reforçadas e traduzidas em ações, como sobre mudanças climáticas e desigualdades econômicas.

Alguns Do's

DO seguir as diretrizes do Governo e do Departamento de Saúde.

DO tente ser realista em termos do mundo e de si mesmo.

DO expressar suas necessidades e sentimentos e encorajar aqueles ao seu redor, especialmente crianças, a fazer o mesmo. Ajude as crianças a se expressarem em desenhos e brincadeiras.

DO estabelecer rotinas de trabalho, exercício, estudo e hobbies.

DO tirar um tempo para dormir, descansar, pensar, desfrutar e ser íntimo.

DO seja mais cuidadoso em torno de sua casa e trabalho. DO dirigir com mais cuidado. DO manter seus medicamentos. DO tenha cuidado com sua ingestão de alimentos, álcool e drogas.

DO procurar ajuda profissional quando indisposto ou sobrecarregado.

Lembre-se que você é a mesma pessoa de antes da pandemia.

Lembre-se que há uma luz no fim do túnel.

CAPÍTULO 3. ORIENTAÇÃO E COMPREENSÃO DAS CONSEQUÊNCIAS DA PANDEMIA

No último capítulo notamos respostas comuns em desastres e suas manifestações particulares na pandemia. O que está faltando são histórias reais de pandemia e uma estrutura para entender suas complexidades.

Introdução; Complexidade da Pandemia

Precisamos entender primeiro que há complexidades. Não é simplesmente o medo da morte, de nós mesmos e de nossos entes queridos, e é isso. Para explicar o que quero dizer, vamos dar um exemplo simples do mundo sendo jogado no ar. Vamos usar uma analogia simples de um acidente de carro.

Mesmo aqui surgem muitas perguntas. Como eram as condições de condução? E o carro: freios, direção, e assim por diante. Em seguida, inúmeras perguntas sobre o motorista. Idade, sexo, experiência, estado de sobriedade, ingestão de drogas, personalidade como agressividade geral, acidentes anteriores; salienta que poderia ter influenciado avaliações da situação- distrações, por exemplo, devido ao luto recente; e então motivações, talvez até intenções suicidas? E podemos comparar este incidente com estatísticas gerais: frequência de acidentes entre os jovens, os velhos, homens e mulheres, os embriagados e drogados, em cidades e campos, em diferentes países, e assim por diante.

Então vêm as muitas perguntas sobre as consequências. Como o motorista foi afetado, quando, e como? O motorista sofreu medos recorrentes, pesadelos, desamparo, tristeza, raiva, culpa? Que estresse secundário ocorreu no hospital, com seguradoras, sem transporte? E o que isso significa na vida da pessoa e para aqueles ao redor?

Parece que as perguntas são intermináveis. No entanto, todos são importantes e dispensar qualquer um deles deixa questões importantes por resolver.

No capítulo anterior, alguma organização dessas perguntas já era aparente. As experiências foram classificadas de acordo com respostas biológicas, psicológicas e sociais, em crianças e adultos, e em indivíduos e comunidades.

Comparado a um acidente de carro, o "acidente" pandemia é tão difundido e complexo que pode-se pensar que é impossível conter seus fragmentos em um corpo coerente de conhecimento.

No mundo físico temos inúmeras experiências, como gravidade e energia, que podem ser nomeadas e capturadas em fórmulas matemáticas. Talvez as experiências de sobrevivência possam ser igualmente amarradas a uma espécie de fórmula.

No momento estamos na experiência da pandemia, análoga à experiência de gravidade ou energia. Tentarei descrever as experiências da pandemia e, ao mesmo tempo, amarrá-las a um todo científico. Eu chamo toda essa perspectiva de wholist. Para antecipar, a perspectiva wholist consiste em oito unidades de sobrevivência em três dimensões.

A perspectiva wholist é aplicável entre crises humanas e catástrofes. Tem sido aplicado em crises individuais, desastres comunitários, e é aplicável a futuras crises iminentes.

Deixe-me dar uma descrição em miniatura da pandemia, como visto entre o início de 2020 e o início de 2021. Minha situação é Melbourne, Austrália, que emergiu de seu terceiro bloqueio estágio 4. Estamos esperando a vacina. A primeira, segunda e terceira ondas da pandemia estão sendo experimentadas em diferentes partes do mundo. As vacinas começaram recentemente.

Avaliações iniciais e respostas à Pandemia.

Líderes

Negaçãode se aproximar de desastresera comum, pois o reconhecimento carregava grandes custos. Avisos de médicos chineses sobre a ameaça de um novo vírus letalforam oficialmente negados e suprimidos por até dois meses. Eventualmente, medidas pesadas de isolamento foram impostas, e o vírus foi suprimido.

Nos EUA, a pandemia não se adequava ao presidente Trump. Como mencionado, ele chamou a pandemia de gripe comum, uma surra do Partido Democrata, notícias falsas e uma farsa. Mais tarde, ele culpou a China, a OMS e a esquerda "radical" pela disseminação do vírus.

Os EUA se dividiram ao longo das linhas políticas. Metade da população seguiu a postura anti-factual e anti-científica de Trump e dispensou as precauções apropriadas. O resultado foi que 30 milhões de pessoas foram infectadas, e um quarto das mortes por pandemias do mundo (mais de meio milhão) consistiam em americanos, e os números ainda estão aumentando. Veremos o que muda um novo presidente e a introdução de vacinas trará.

A negação machista do presidente Bolsonaro, a atitude errática do britânico Boris Johnson e a escolha calculada da Suécia de deixar o vírus rasgar até que a imunidade do rebanho fosse alcançada, tudo levou a altas taxas de infecção em seus países e, aliás, nos casos de Bolsonaro e Johnson, a suas próprias infecções.

Coreia do Sul, Cingapura, Nova Zelândia e Austrália tiveram taxas de infecção relativamente baixas devido ao seu isolamento geográfico, governos unidos, respeito à ciência e medidas de distanciamento social precoces. No entanto, as segundas ondas, como vimos, permaneceram uma ameaça.

Em resumo, líderes que não enfrentaram a realidade da pandemia arriscaram a vida de seus cidadãos. Acreditavam-se líderes que fornecidos mensagens inequívocas, factuais, críveis e propositais, e seus avisos foram atendidos, em benefício de suas populações.

Populações

As populações foram influenciadas por atitudes de seus líderes, por suas próprias propensões e pela natureza da pandemia.

A invisibilidade do vírus e a distância inicial dele favoreceram a negação, e a sensação de uma nuvem distante que pode passar por um. À medida que a pandemia se tornava mais real, as pessoas negociavam: "Talvez seja apenas uma gripe mais severa." Talvez apenas os velhos e doentes morram. Alguns culparam o mensageiro ou se rebelaram contra a mensagem: "Talvez estejam errados." Talvez o governo esteja usando a pandemia para tirar nossas liberdades.

À medida que as taxas de mortalidade subiam, a realidade começou a penetrar. As populações aceitaram os fatos e cumpriram as restrições.

Ainda assim, a negação e a rebelião persistiram em diferentes graus. Eles poderiam levar a uma sensação de euforia, uma vitória machista. Por exemplo, um homem no Texas participou de uma "festa covid" para demonstrar que o vírus não era real. Antes de morrer, ele disse: "Eu pensei que isso era uma farsa, mas não é."

Alguns participaram de cultos religiosos na crença de que Deus os protegeria. As congregações tornaram-se "pontos quentes" de infecção.

Nos EUA e na Alemanha, grupos protestaram nas ruas contra as restrições de seus direitos democráticos de se reunir, de se mover livremente e de respirar livremente sem máscaras. Os protestos foram uma reminiscência de protestos similares passados contra a fluoretação do abastecimento de água.

As pessoas injetaram problemas individuais, agendas e teorias conspiratórias nos protestos. Um homem com tendências sádicas recusou-se a usar uma máscara. Ele gostava do desconforto daqueles ao seu redor.

Como a maioria das populações aceitava a necessidade das restrições e obedecia a ordens de higiene, alerta, isolamento e distanciamento social, sentiam que estavam escorregando para um mundo diferente, o que outra parte de suas mentes achava difícil de absorver.

Como Alice no País das Maravilhas, o mundo e a si mesmos eram irreais, topsy-turvy. Por exemplo, disseram-me que para lutar contra o inimigo não fariam nada. Eles não deveriam trabalhar, e o governo pagaria por isso. Governos para os quais a dívida foi anátema incorreu em muitos bilhões de dívidas em economias paralisadas. A vida cotidiana cambaleou. Proibido sair, encontrar amigos e parentes, até tocar e abraçar.

As pessoas absorviam a situação em fragmentos. Uma maneira era através do humor, ironia e sarcasmo. Piadas e desenhos animados abundavam, como uma mulher em frente ao seu guarda-roupa, lamentando o fato de que ela agora tinha que adicionar sua máscara na mistura de tentar coordenar seu vestido. Referindo-se a uma corrida de papel higiênico, uma garota pergunta ao pai sentado em um trono de rolos de banheiro: "Papai, o que você fez na guerra?" Uma criança inventou uma música de rap, "Boo, Coronavirus".

O medo e outras emoções romperam as barreiras, como observado no Prefácio. Uma mulher escreveu no Twitter: "Sentindo-se muito ansiosa esta manhã." ouvir sobre mais bloqueios. É um sentimento de terror, na verdade, corrida de coração, quente, cansado. Não há tigre prestes a me atacar, mas com certeza se sente assim.

Um médico escalado em breve para uma ala corona sentiu como se um tsunami estava se aproximando. "Eu sairia do outro lado depois de ser submerso ou seria despejado?" Os médicos estavam preocupados com a falta de leitos, equipamentos e equipamentos de proteção individual. Eles seriam infectados? Infectariam outros?

No Epicentro; Um paciente e um curandeiro

Até agora, a maioria das populações não foi infectada pelo vírus. Mas muitos foram, e muitos trabalhadores da saúde também.

Vamos ao epicentro do problema, um paciente e um curandeiro.

Tony, acadêmico de 75 anos, Melbourne

Tony participou de uma conferência na qual um colega do exterior mostrou-lhe animadamente seu novo livro. Tony folheou por alguns minutos.

Naquela noite, o amigo ligou para dizer que ele estava mal e tinha temperatura. Ele deu positivo para COVID. Tony, ainda não foi afetado no dia seguinte, correu duas voltas ao redor do lago local. No entanto, à noite ele se sentiu 'fluey', tinha-se testado e isolado-se. "Espero não morrer", pensou ele. "Que maneira estúpida de morrer."

O amigo se recuperou depois de cinco dias, e Tony também sentiu que estava gripado. Mas então a fadiga extrema começou. Ele dormiu, sem sonhar, 22 horas por dia durante duas semanas. Ele só podia comer sopa e perdeu 6 kg de peso.

Além de reorganizar seu testamento, ele não tinha interesse em nada, embora pensasse: "Que sótão bagunçado deixar para as crianças."

O cérebro do Tony parecia "confuso". Uma noite indo ao banheiro ele ficou desorientado, caiu e perdeu a consciência por alguns segundos. Ele caiu novamente logo depois, sem perder a consciência.

Depois de duas semanas, Tony começou a se recuperar e ganhar força. Por algumas semanas ele continuou a ter sintomas urinários e intestinais, mas eles resolveram também. Ele voltou à mesma forma física que tinha antes de sua infecção.

O colega continua a ter ondas de exaustão.

A esposa de Tony se sentiu 'esgotada' por alguns dias no início da doença de Tony, mas não sofreu mais sintomas.

Sua experiência levou Tony cara a cara com sua mortalidade. Ele passou a apreciar sua família mais do que antes. Ele foi tocado pela solicitude de sua esposa e vizinhos. Eu me tornei mais gentil, mais tolerante, menos arrogante. Muito do que eu considerei importante, agora vejo como periférico.

Amor, conexões, verdade e decência são mais importantes.

Uma visão da linha de frente; Cremona Março 2020

Em março de 2020, a Itália foi um dos países mais altamente infectados por coroas. No auge da pandemia quase 1000 pessoas morreram todos os dias. Cremona estava no epicentro da pandemia, e sua UTI hospitalar (Unidade de Terapia Intensiva) estava no centro do epicentro.

Inicialmente, os médicos não estavam preocupados com os relatos do vírus. Eles perceberam isso tão longe. Em seguida, ameaçou uma cidade próxima. Então veio a avalanche. Linha de frente da PBS; Dentro da GUERRA COVID da Itália filmou os eventos.

Os médicos trabalhavam em turnos de 12 horas. Os

pacientes esperaram horas e horas. Laura, um médico disse sobre os pacientes: "Admiro sua capacidade. Eles não sabem o seu destino. [E nós] não temos respostas. Laura estava à beira das lágrimas.

Uma paciente de 30 anos resistiu ao medo do marido de ela ir ao hospital. Acho que tenho pneumonia precoce. Espero, mas estou com medo. É um pesadelo. O mais novo, com 3 anos, não pode fazer sem mim. Estou preocupado, triste. Ela liga para o marido e grita: "Não consigo lidar com isso. Estou com medo. Ela foi diagnosticada positivamente para o vírus e está internada.

O médico está sem expressão. É uma batalha injusta. Temos poucas armas. O vírus tem todos eles. Nós lutamos de qualquer maneira. O pior é ter que escolher quem entubar; que deve ter oxigênio.

Em casa, Laura desabafa com o marido, que a apoiou a ir ao hospital: "Estamos caindo como moscas." Metade dos médicos estão infectados. Laura não abraça o marido há um mês por medo de infectá-lo. Ele comprometeu os pulmões.

Mattia, de 18 anos, foi trazida. A mãe dele está devastada porque não pode estar perto. Mamãe pede às enfermeiras para segurarem sua mão. Mattia sussurra: "Tenho medo de morrer." Laura quer se jogar nele, para protegê-lo. Todo o meu coração, mas. maldito ele! Ela tem medo de se infectar, e pior ainda, ela pode infectar seus pacientes e sua família.

O vírus está circulando, se aproximando. Laura está cansada, cansada, assustada. Ela fica infectada e entra em isolamento em casa. "É estranho. Eu cruzei para o outro lado.

Seu filho de 13 anos tenta ser corajoso. "Mamãe vai fazer isso. Ela é como o Capitão América. Ela faz isso pelos outros. A filha de 11 anos de Laura diz: "Eu só pensei nela como uma médica. Agora tenho medo que ela traga para casa. Temo pelo pai. Estou orgulhoso dela. Ela tenta conter as lágrimas, mas não consegue. Tenho medo pelos meus pais. meu irmão e eu deixados sozinhos. Eu não sei cozinhar. como dividir as tarefas.. Nós não sabemos como fazer nada. Ela explode em soluços.

O filho deixa comida do lado de fora do quarto de Laura. "Obrigado por sua companhia", ela diz sarcasticamente. A falta de contato físico a deixa louca. "Você sente falta da minha bronca?" Eles riem.

Ela está cansada, se sente inútil, chora. Grita para um colega "visitá-la" na rua: "Estou com vontade de pular pela janela". "Não, você é muito baixo para se matar. E pense no dano ao pavimento. Eles riem.

Laura se recupera. De volta à enfermaria, mattia

também. Ele eleva a moral de todos. Você é nossa vitória. Parecia um renascimento entre tanta morte.

Depois de três meses evitando tocar, os funcionários se abraçam. Eles estão unidos em seu desejo de agarrar e aproveitar a vida. Eles se sentem tristes por aqueles que não puderam fazer isso.

Uma segunda onda da pandemia chega.

Vamos agora provocar as ondulações das experiências de Laura e dos outros.

Ondulações da Pandemia

As ondulações da pandemia variaram muito. Muitos na população se adaptaram ao trabalho e aos estudos em casa e gostavam de estar com a família. Mas eles estavam tensos tentando fazer malabarismos com vários empregos, supervisionando crianças e mantendo as exigências domésticas.

A internet foi alistada para ajudar a superar o isolamento, as desconexões do trabalho, da escola e da sociedade. Muitos organizaram reuniões familiares regulares na internet, grupos de livros, exercícios e hobby, e "encontros de brincadeiras" entre as crianças. Mas a falta de proximidade e artificialidade da mídia tornou as reuniões menos genuínas e úteis. Muitos não tinham hardware de mídia ou conhecimento de mídia, e eles foram privados até mesmo desta tomada.

Como o número de mortos e detalhes da pandemia dominavam a mídia, e a própria vida mudava drasticamente, a negação era impossível. No entanto, as pessoas precisavam de alívio mental. O meio mais comum era a desconexão. Isso pode envolver retirada externa, ou desprendimento mental e dormência emocional.

Essas desconexões em si carregavam custos. As pessoas se sentiam separadas e vazias, suas mentes estavam confusas, tontas, e o mundo ou a si mesmo se sentia irreal. O que era desconectado às vezes era sentido fisicamente ou expresso comportamentalmente.

Os sintomas físicos comuns foram tonturas, palpitações, tremores, asfixia na garganta e no peito, náuseas, frequência, diarreia e dores na cabeça, pescoço, peito e costas. As crianças provavelmente expressaram sua angústia em sintomas físicos e comportamento.

Mudanças comportamentais comuns incluíram abstinência, irritabilidade, explosões de raiva e choro, comer demais, beber mais álcool e imersão na mídia, incluindo jogo e sexo.

À medida que a pandemia continuava, horizontes

mentais, concentração e memória se restringiam. "Por que eu vim aqui?" O tempo foi arrastado e voou. Outras vezes a realidade estourou e os sentimentos eclodiram, às vezes de um pesadelo na noite.

Um sintoma comum e intrigante, considerando que as pessoas eram menos ativas, era a fadiga. Em parte, isso se deveu à reavalie todas as ações que antes eram automáticas e sem esforço. Além disso, foi preciso energia para manter desconexões e suprimir tensões e emoções, e à medida que a pandemia se arrastava, a frustração e o desespero abalaram o entusiasmo e a energia.

O amortecimento contra avaliações ameaçadoras trazia benefícios de curto prazo, mas também custos desnecessários.

Uma senhora idosa foi dominada por chumbo ainda torcendo peso em seu peito e acompanhando a fadiga. Chorar pelo que a pandemia fez em sua vida aliviou tanto o peso quanto a fadiga, mas deixou-a com pleno conhecimento de suas perdas.

Assim, a fadiga pode ser parte de um sentimento fisiológico de demissão, que pode se estender à depressão.

Ondulações da pandemia podem se tornar motivos

entre os vulneráveis.

Os vulneráveis

O estresse foi maior para os idosos, migrantes, aqueles em habitação superlotada, e aqueles que tinham que trabalhar e não conseguiam manter o distanciamento social. Os surtos fatais ocorreram em moradias sociais, matadouros, asilos e asilos e em hospitais.

Crianças e adolescentes, embora relativamente protegido do vírus,estavam entediados e faltaram à escola e amigos. Alguns ficaram retraídos, obcecados por preocupações, e eram mal-humorados, necessitados, irritados e tristes. Seus mundos, também, foram virados de cabeça para baixo, e seus pais, seus protetores protetores, tornaram-se mais imprevisíveis.

O já estressado e tenso eram vulneráveis a problemas de saúde mental, especialmente se as circunstâncias atuais alimentassem suas vulnerabilidades.

A seguir, trechos disfarçados de uma plataforma de internet compartilhada de um serviço de aconselhamento.

Surgiu uma ansiedade que eu acho que sempre esteve lá... Eu comecei a relaxar e me exercitar, o que me ajuda a ficar junto... Estou oprimido, obcecado. Meu pai trabalha em um armazém. E se ele trouxer o vírus para casa, especialmente para o meu irmão imunossupressor?... Eu me desliguei de tudo. Às vezes ignorância é felicidade... Meu parceiro pode explodir com raiva de mim sem motivo... Não sei o que fazer com meus sentimentos... Manter-me ocupado me ajuda... Fui redundante. Estou extremamente triste... Além dos meus problemas, tenho que suportar os tornados emocionais do meu marido... Sinto raiva daqueles que não seguem as regras... As famílias estão se separando por toda parte... Eu me sinto tão impotente... Não consigo encontrar nenhum tipo de felicidade... Eu me sinto preso e controlado...

A maioria dessas pessoas não eram psiquiátricamente doentes, mas sofreram uma grande variedade de sintomas angustiantes de saúde mental. Eles fazem sentido emocional, mas no momento eles são difíceis de classificar, assim como o maelstrom anterior de respostas com as quais eu comecei este livro (p).

Às vezes, aspectos da pandemia desencadearam traumas passados específicos. Por exemplo, alguns sobreviventes do Holocausto entraram em estados de ansiedade e pânico, que associaram com seus passados. Por exemplo, bloqueios com policiais patrulhando as ruas desencadearam experiências de se esconder com nazistas fora de suas casas.

Às vezes, doenças psiquiátricas acionadas eram desencadeadas por aspectos da pandemia. Casos como esse foram responsáveis pelo ligeiro aumento de doenças psiquiátricas na pandemia.

Andrew, 47 anos, especialista em oceanografia

Andrew tinha sido severamente abusado quando criança. Embora atualmente seja um respeitado especialista mundial em sua profissão, ele sofreu severas ansiedades sociais, problemas de relacionamento e episódios psicóticos paranoicos ocasionais.

Por causa das altas taxas de infecção e morte ao seu redor, ele deixou a América para sua casa em Melbourne. No entanto, após sua quarentena obrigatória, uma segunda onda do vírus eclodiu em sua cidade, e ele teve que entrar em confinamento.

Andrew se sentiu perseguido e entrou em estado de pânico e paranoia.

Funcionários do hospital eram vulneráveis à infecção e ao estresse e tensão de cuidar de pacientes, muitos deles que morreram. Muitos funcionários sucumbiram ao vírus, bem como ao burn-out e aos custos da compaixão.

Comunidades Para algumas comunidades já tensas, a pandemia foi a gota d'água. Por exemplo, em South Side Chicago desigualdade racial, negligência do governo, brutalidade policial, guerra de gangues, e a recente morte televisionada de George Floyd enquanto sob a bota de um policial branco, COVID trouxe protestos e violência a um novo nível. Um morador relatou mais e mais tiros a cada noite.

Paradoxalmente, algumas pessoas melhoraram na pandemia. Por exemplo, alguns portadores de agorafobia que não tinham se aventurado fora de suas casas sem ansiedade severa, se sentiam mais confortáveis, pois o resto da população tinha que ficar dentro de casa.

Como fazemos sentido as miríades de fotos da pandemia?

Há tantas histórias. Todo mundo tem uma história. Aqueles que morreram do vírus, seus parentes, seus médicos e cuidadores; os em quarentena, aqueles em confinamento, aqueles que aguardam desastre e aqueles que se recuperaram dele; pais e filhos; velho, e jovem; famílias, grupos e nações; cada um tem história e cada história progride do início, para o meio, e fim.

Cada mente e combinação de mentes oscila e luta de forma diferente, cada coração bate e tristezas em seu próprio ritmo e sentimento.

E ainda assim somos todos limitados dentro de nossas peles e mentes. Podemos tocar muitas sinfonias, mas somos limitados por nossos instrumentos e notas disponíveis.

Até agora, as experiências e histórias nos envolvem, nos capturam. Mas cedo ou tarde temos que pensar neles e fazer sentido para movê-las para lugares melhores.

Imagine uma criança transmitindo que não está bem. Tentamos encontrar palavras para refinar os "indispostos". Há dor de barriga, dor de cabeça, vontade de vomitar. Tentamos tratá-los, inicialmente sem perceber que existem várias razões para cada sintoma. Com o tempo temos livros médicos e várias especialidades que refinam o mal-estar e as doenças.

Infelizmente, livros médicos e psiquiátricos ajudam pouco no diagnóstico da gama de sofrimento mental que encontramos até agora.

Na pandemia estamos no estágio de dor de barriga, dor de cabeça e náuseas. Seus equivalentes de saúde mental, continuamente repetidos, são suicídio, ansiedade e depressão.

Precisamos de uma estrutura para a variedade de

sintomas que encontramos até agora.

O Quadro Wholist

Eu insendo que poderia haver uma espécie de fórmula, uma perspectiva científica que pode amarrar e fazer sentido da gama de respostas pandêmicas que encontramos até agora. Eu previ que uma oitava de sobrevivência impulsiona em três dimensões poderia apresentar tal perspectiva (uma estrutura wholist).

Vamos olhar para os impulsos de sobrevivência primeiro.

Instintos de Sobrevivência; Estratégias de Sobrevivência

Instintos de sobrevivência (muitas vezes chamados de unidades de sobrevivência ou estratégias de sobrevivência) são a carne e o sangue que cobrem e circulam através de três dimensões.

Cada estratégia de sobrevivência tem características biológicas, psicológicas e sociais, e todas elas têm nuances diferentes em diferentes pontos de cada dimensão. Isso dá a impressão de uma infinidade de respostas. No entanto, todas essas respostas podem ser rastreadas de uma ou outra estratégia de sobrevivência evocada em situações específicas de ameaça. Assim, podemos potencialmente fazer sentido de cada sintoma.

Alternativamente, podemos pensar em estratégias de sobrevivência como uma oitava, cujas notas, com suas harmônicas e tons podem constituir sinfonias complexas; mas cada parte da sinfonia pode ser rastreada até a oitava original.

A oitava das estratégias de sobrevivência é retratada na Tabela 1.

A metade esquerda da tabela mostra as funções cumpridores das esratégias de sobrevivência. O lado direito da mesa indica as tensões, tensões e traumas de estratégias de sobrevivência esticadas e esticadas e esticadas. Os aspectos biológicos, psicológicos e sociais desses impulsos de sobrevivência, à medida que irradiam ao longo de três dimensões, constituem os sintomas miríades dentro de situações de estresse e trauma, como a pandemia.

Para aumentar (ou elucidar) a complexidade, as estratégias de sobrevivência flutuam de acordo com as circunstâncias, atuam em conjunto em várias combinações e oscilam entre trabalhar e produzir alívio, ou não trabalhar e causar sintomas.

Estratégias de sobrevivência podem surgir em

milissegundos do instintivo, não auto-consciente hemisfério direito do cérebro. As pessoas dizem: "Eu fiz isso automaticamente. "Fiquei surpreso por ter feito isso." "Eu não sabia que eu poderia fazê-lo."

Como muita atividade de sobrevivência provém do hemisfério direito auto-inconsciente, aspectos da atividade de sobrevivência não fazem sentido e são experimentados como sintomas misteriosos.

Vejamos agora tais sintomas, anteriormente encontrados de forma helter-skelter, de acordo com os impulsos de sobrevivência dos quais eles se originaram. Ao experimentar simultaneamente, além de observar, orientar, nomear e entender os sintomas, alcançamos uma perspectiva total.

Resgate; Salvando outros

Pode ser uma surpresa que a primeira resposta marcante na pandemia, como em outros desastres, não foi comer cachorro ou sobreviver ao mais apto, mas o mais apto a tentar salvar os fracos e vulneráveis. Este foi um instinto forte, manifesto em pais protegendo seus filhos, trabalhadores de saúde protegendo pacientes, empregadores protegendo seus funcionários e líderes nacionais protegendo seus cidadãos (uma vez que afundou em que o vírus corona poderia exterminar centenas de milhares deles).

Salvar vidas tornou-se primordial. Sacrifícios foram feitos. Grandes mudanças ocorreram quase como uma questão de fato. Os partidos de oposição foram alistados para ajudar. Fatos e ciência superaram mitos e ideologias anteriores. Por exemplo, como insinuou, na Austrália, onde para um governo conservador um superávit orçamentário era um objetivo sagrado, em poucos dias o governo cambaleou para um estado quase-bem-estar social. A fim de alimentar e apoiar os desempregadas e desempregados que foram forçados à ociosidade, o governo incorreu em uma dívida não vista desde a Segunda Guerra Mundial.

Os serviços de saúde que vinham se esforçando nas costuras, eram quase da noite para o dia destinados a fundos para funcionários, leitos, respiradores e equipamentos de proteção individual.

No coalface o instinto de resgate era intenso e nu. Vimos Laura que teve que resistir ao seu impulso para se jogar protetoramente em Mattia (p). O instinto geralmente irradiava na carne e no sangue (ou corações e almas) dos cuidadores.

Enfermeira Natasha Disse

"É um privilégio enorme fazer parte do sistema de saúde. Sou grato por poder trabalhar e ajudar as pessoas. Isso me dá um propósito.

O pai de Natasha, um médico dedicado, morreu recentemente. Ela ficou triste: "Meu pai não parava de ajudar." Renegar seu papel teria traído ele, seus colegas, seus próprios valores, e sua missão sagrada.

O estresse na equipe de saúde era enorme. Eles sofreram angústia quando seus pacientes morreram. Eles atormentados pela culpa por decepcioná-los. Ter que escolher quem deveria viver e morrer, como os médicos tinham que fazer na Itália, foi doloroso. Os funcionários sofreram fadiga de compaixão, marcada pela exaustão, mas insônia, e entorpecendo as emoções, mas subjacente à angústia.

Os funcionários estavam constantemente com medo de se infectar e infectar pacientes e suas famílias. Em agosto, em Vitória, um terço dos casos infectados eram profissionais de saúde. Isso colocou mais estresse no pessoal restante.

Anexo; Buscando resgate

O apego é o outro lado do resgate e salvamento. O impulso do salvador de abraçar é recíproco pelo impulso de se agarrar e se agarrar aos resgatados. Abraçar e agarrar formam uma dupla segura e contente, exemplificada entre mãe e bebê ou digamos, socorrista de incêndio e resgatado.

Quanto a desastres como incêndios florestais onde os socorristas e resgatados, e as comunidades geralmente se uniram, a pandemia exigia separação e isolamento. Sinais em todos os lugares indicaram os 1,5 metros necessários entre os indivíduos. Apertos de mão foram proibidos e foram substituídos por esfregões no cotovelo. Locais públicos, restaurantes, locais esportivos foram todos fechados ou foram severamente restritos. O slogan: "Estamos todos juntos nisso", soou oco.

Mesmo em casa, os infectados foram isolados de suas famílias e em hospitais os cuidadores usavam equipamentos de proteção individual, enquanto os doentes estavam cobertos por tendas plásticas (ver Tony [p] e Laura [p]).

Muitos estavam solitários, pois seu anseio e necessidade por outros e seu toque estava insatisfeito. Muitos morreram sozinhos e angustiados. Parentes bloqueados dos doentes e morrendo espelhavam a angústia.

O isolamento e as separações eram onipresentes. Os trabalhadores foram separados do trabalho. Adolescentes e jovens adultos foram separados de colegas e parceiros românticos. Para muitas crianças, a separação da escola, professores e especialmente amigos foi a pior parte da pandemia. As conexões à internet não poderiam substituir a proximidade física. O sexo na internet aumentou, mas foi desprovido da realidade. Muitos relacionamentos sofreram de separações.

Apesar disso, muitos apegos psicológicos se mantiveram. Em casa, as crianças organizaram suas mentes para mudar relacionamentos e diretrizes parentais. Da mesma forma, os adultos absorveram os pronunciamentos das autoridades e impuseram regras.

Como observado, em poucos dias as pessoas desistiram dos direitos pelos quais lutaram durante séculos: o direito ao movimento, associação, trabalho, até mesmo vestir- se. Semelhante ao governo cambaleando suas ideologias, a população cambaleou de uma democracia para um estado policial de bem-estar social.

O que importava não eram ideologias anteriores ou mesmo crenças religiosas, mas a confiança atual no governo e sua intenção de proteger realisticamente seu povo.

Onde os líderes eram incompetentes ou egoístas, suas nações eram como famílias disfuncionais. Alguns seguiram seus líderes, até seu infortúnio, enquanto outros, como crianças órfãs, lutaram para estar em segurança por conta própria.

Para alguns, os fardos eram muito grandes e se rebelavam. Alguns jovens tinham festas secretas. Alguns desviaram suas frustrações em protestos políticos, por exemplo, alegando que seu direito ao ar foi retirado. Alguns até se rebelaram.

Realização de metas; Caça, Combate, Trabalho

O vírus frustrou as atividades diárias de sobrevivência em relação à comida, segurança, abrigo e fazer coisas. O vírus era um exército invisível que precisava ser caçado e combatido fora da existência.

Vacinas prometem ser as armas para fazer isso. Até que eles cheguem, nós nos dispersamos e nos escondemos.

Às vezes, balançamos a cabeça para fora, só para sermos atingidos por outra onda de baixas. Então, relutantemente, desmoralizados, recuamos em nossas cavernas novamente.

Como soldados forçados a impotência ociosa enquanto inimigos espreitam, a frustração se instala. Músculos tensos, pressão sanguínea aumenta. Homens machos têm que esperar por mulheres com tubos de ensaio para lutar suas batalhas e sobre o governo para fornecer-lhes comida.

Alguns rebeldes e expressam desprezo pelo inimigo e aqueles com medo dele. Eles se expõem, desafiando o inimigo a atacá-los. Alguns desviam a agressão em grupos mais fracos. Mas a maioria faz o seu melhor e tenta ocupar-se em suas fortalezas.

Muitos podiam trabalhar em casa, pelo menos até certo ponto, mas muitos não podiam. Alguns rasparam o trabalho que podiam. Outros mergulharam ou esvaziaram seus fundos de superanuação ou se endividaram.

Em uma escala maior, as economias caíram, as empresas faliram, o comércio declinou e milhões ficaram desempregados. Pela primeira vez, muitos dependiam de apostilas do governo, caridade e cozinhas de sopa. As condições foram comparadas com a Grande Depressão.

Muitos empresários e executivos tentaram se adaptar às circunstâncias em constante mudança, que, no entanto, estavam em espiral ladeira abaixo. Muitos tentaram apoiar seus funcionários com quem tinham relações pessoais. Muitos sentiram angústia por ter que demitir funcionários para manter seus negócios.

Ted, 50 anos.,

dirigia um negócio de fabricação com centenas de funcionários. A cena estava sempre mudando e se deteriorando. Ted tentou manter o negócio à tona, pois perdia milhões por semana. "Eu tenho um coração, eu conheço muitos funcionários e suas famílias, mas . é matemática simples. Por enquanto, o governo veio em nosso auxílio.

Ted disse com determinação: "Comecei essa pandemia com 420 funcionários, e quando terminar, ainda terei 420 funcionários."

Muitos que ainda trabalhavam eram pessoas vulneráveis e seu trabalho se tornou mais estressante. Alguns locais de trabalho como hospitais, matadouros e armazéns tornaram-se hotbeds virais.

Michael, 58 anos,

era um homem indígena que trabalhava em um armazém. Embora grato por ter um emprego, ele começou a evitar seus colegas de trabalho alguns dos quais, de acordo com Michael, não estavam aderindo o suficiente às regras do COVID.

Ele mesmo tentou manter o foco, fazer todas as coisas

certas, e ser autodisciplinado, assim esperando ficar seguro. No entanto, ele estava preocupado, dormiu mal, e sentiu-se cansado. "Estou decepcionado, não em cima das coisas. É um vírus resistente. Eu não me sinto no controle.

Michael estava urinando com mais frequência, indicando que sua diabetes estava fora de controle.

Agências governamentais também sofreram. Os funcionários públicos foram redundantes. Qualidade do trabalho sofrida. Tudo isso enquanto o governo incorreu em dívidas sem precedentes para evitar o caos total.

Tudo se tornou mais difícil à medida que estabelecimentos como bibliotecas, locais esportivos e restaurantes fecham.

Escolas e universidades fechadas também. A educação domiciliar era desafiadora, e os alunos se preocupavam com seus exames e futuros.

A moral continuava caindo. A vida de alguém foi oca. Autoimagem e dignidade declinaram. A visão de si mesmo como um membro produtivo e contribuinte da sociedade sofreu.

Como sempre houve paradoxos. Alguns alunos trabalhavam melhor em isolamento em casa do que na escola. Alguns adultos também conseguiram mais trabalho em casa do que se deslocar por horas para escritórios. Alguns ganharam tempo para recreações familiares.

Adaptação; Rendição do gol; Perda

Os humanos são uma espécie muito adaptável, e foi notável a rapidez com que as pessoas se adaptaram aos requisitos do dia-a-dia de sobreviver à pandemia.

Parecia irreal observar como as rotinas que eram as notícias da vida das pessoas se tornaram memórias fracas. Novas visões e perspectivas foram adotadas como uma mudança de roupa.

Esta foto foi enganosa. As mudanças pareciam irreais, até mesmo cômicas. Mas eram almofadas de dor excessiva. Na verdade, as pessoas ficaram chocadas e atordoadas em diferentes graus por seus novos mundos.

Por baixo da rápida adaptação foi uma perda dolorosa. A maioria dos feridos eram os doentes, os moribundos e os enlutados, especialmente quando tinham que dizer adeus de longe.

Além do luto, o contato íntimo entre familiares e amigos próximos muitas vezes se perdeu em diferentes graus. Michael (p) chorou porque não conseguiu confortar seus dois filhos adolescentes durante o confinamento, pois viviam com sua ex-mulher em outro estado.

As perdas foram onipresentes na pandemia e todas as áreas estavam envolvidas: relacionamentos, trabalho, escola, rotinas, modos de vida, prazeres e criatividade; de uma forma que o mundo inteiro tinha mudado. Às vezes, as perdas se acumulavam. Às vezes, eram acréscimos a perdas anteriores.

Como em muitas outras situações, as pessoas tentaram se amortecer contra a tristeza e o luto. Mas o luto não expresso e a depressão afetam a saúde física e mental.

A expressão do luto engarrafado e do desespero pode ajudar.

Jane, 83 anos, morando com o marido.

Quando o segundo confinamento entrou em sua terceira semana, Jane tornou-se cada vez mais apático, e ela não tinha interesse e energia. Minhas pernas parecem chumbo, e o peso sobe sobre todo o meu corpo. Meu peito também está pesado, mas apertado e doloroso. Eu sou tão pesado para baixo, que se eu me deitar, eu poderia nunca levantar, e de qualquer maneira, não há nenhum ponto em levantar.

Qual era o ponto, Jane explicou. Ela mal via seus filhos e netos. Reuniões familiares, o sentimento de união se foram. Sem comemorações de aniversário, sem visitas. Ela não conseguia socializar com amigos, não podia fazer hidroterapia, aulas de arte, visitas ao cabeleireiro; e tudo o que ela ouve é o número de infecções e mortes.

Jane começou a chorar. Dores de tristeza e tristeza foram seguidas por soluços profundos.

Depois que ela se acomodou, ela se sentiu mais leve. "O amor ainda está vivo", disse ela ao marido, "e tudo isso vai acabar com algum tempo também."

Os sentimentos e humores das crianças foram influenciados pelo humor e direções dos pais. No entanto, crianças de todas as idades sentiram perdas e responderam a elas à sua maneira. Mesmo crianças de até dois anos podem estar deprimidas e apáticos. No entanto, a falta de concentração e distração das crianças poderia obscurecer suas depressões e suas sobrecargas.

Ficou claro que muito foi perdido para a população e muito teria que ser sofrido. Mas havia esperança no fim do túnel. Talvez um mundo novo e melhor emergisse.

Lutar

Lutar é uma morte de sangue quente ou ser morto por impulso instintivo. Lutar não é uma estratégia viável contra este vírus invisível. Não importa o quanto o odeiemos, não podemos nos envolver e matá-lo. Temos que esperar os técnicos trabalhosos para fornecer a vacina.

Há uma exceção e ocorre no nível celular. Auxiliado pela alta temperatura do sangue (aqui estamos de sangue quente), nosso sistema imunológico combate o vírus. Um exército de linfócitos, macrófagos e células assassinas naturais, se envolve, desativa, envenena e ingere o exército oposto de células corona. Esta batalha genocida até a morte continua em indivíduos infectados e se reflete em seus estados clínicos.

De volta ao nível macroscópico, ter que manter distância e isolar-se dos outros tende a facilitar uma visão dos outros como potencialmente ameaçadora. Indivíduos, famílias, vizinhos e grupos têm olhado uns aos outros com cautela como potencialmente arriscados. Endossados por lei, os realmente infectados foram os mais evitados. Aqueles que cuidavam deles também se tornaram suspeitos. Irmã Nadia (p) ficou angustiada porque as pessoas atiravam abusos em enfermeiras que deixavam o hospital com seus uniformes.

O vírus estava associado à sujeira. Um tinha que lavar as mãos com frequência como se estivessem sujos. A desinfecção foi chamada de limpeza profunda. Na fantasia, pessoas sujas e o vírus se tornaram um.

Limites formados entre nós (limpo) e eles (sujo) pessoas. Grafite apareceu chamando estrangeiros sujos para ir para casa. 'Eles' poderiam ser definidos por geografia, nacionalidade, etnia, raça ou status econômico. As fronteiras entre nações, estados e distritos emergiram e se solidificaram. A paranoia atingiu níveis de inimizade e encontrar bodes expiatórios. Os incidentes de racismo e antissemitismo aumentaram.

O primeiro-ministro australiano disse aos estudantes encalhados no exterior que anteriormente tinham sido vacas de dinheiro para a economia. "Se você não gosta daqui, vá para casa." Ele se recusou a apoiá-los financeiramente. Nacionais de todo o mundo partiram para seus países de origem. Um exemplo claro de nacionalismo escondendo frustração foi o presidente dos EUA, Trump, culpando a China por espalhar o "vírus chinês" mesmo tentando esconder sua própria incompetência.

Sejamos claros. A pandemia atual não provocou nada como a culpa dos judeus pela pandemia da Morte Negra em 1300, quando milhares de judeus foram queimados até a morte. Mas o vírus corona provocou frustrações, irritabilidade e raiva. Eles se traduziram em aumento da violência em casa (violência doméstica) e em protestos e tumultos como nos EUA e em Israel. Mas mesmo nesses casos havia fatores fora do vírus que eram fontes primárias de raiva.

Hoje em dia reconhecemos que os forasteiros e até mesmo os infectados não são "sujos". Nem seus detratores são insensatos e despreocupantes. Todos eles vêm de grupos desprivilegiados, que não podem se dar ao luxo de isolar e não trabalhar. Eles não merecem culpa ou culpa mais do que os trabalhadores da saúde que estão infectados a grandes taxas.

Vôo

Voar na forma de evitar, distanciar e esconder, tem sido a estratégia de sobrevivência mais eficaz disponível na pandemia.

As emoções associadas incluíam vigilância, medo, medo, terror e pânico. Quando essas emoções foram suprimidas, as pessoas sentiram uma ansiedade geral. O medo e a ansiedade manifestaram-se em sintomas como insônia, pesadelos, tensões musculares, tremores, borboletas no estômago, e necessidade de anular e defecar.

Os temores do vírus podem ser deslocados para outros medos, sobre os quais se pode sentir ter algum controle. Tais medos incluem medo de sair (agorafobia), obsessões como lavagem constante das mãos ou preocupações exageradas sobre os menores sintomas.

Medos e ansiedades relacionados aos efeitos secundários do vírus, como desemprego, falência e perda de residência, podem ser tão incapacitantes quanto o medo do vírus em si. Esses medos e ansiedades também podem ser deslocados para fobias e obsessões.

O medo prolongado é muito desgastante. Às vezes, especialmente os jovens, "rebeldes". Eles emergem, viajam e se reúnem apesar das consequências. Na guerra de trincheiras é chamado de "passar por cima".

Ansiedades e medos podem desencadear ansiedades e medos anteriores. Por exemplo, quando alguns arranha-céus de Melbourne experimentaram surtos do vírus, eles foram subitamente desligados e cercados pela polícia. Muitos residentes eram migrantes que tinham sofrido perseguição. Como os sobreviventes do Holocausto mencionados anteriormente (p), eles foram acionados de volta a se sentirem presos e perseguidos.

As crianças também têm sido temerosas e ansiosas de diferentes maneiras, de acordo com suas idades e comportamento parental. Alguns ficaram grudentos, outros irritáveis. Outros se retiraram.

Pais e autoridades precisam tentar modular os medos em seus domínios de responsabilidade, de acordo com a realidade. O excesso de pressálgonos pode levar a espirais descendentes de deficiências, enquanto o afente pode levar a comportamentos imprudentes, o que em alguns casos pode levar à contração e disseminação da doença.

Algumas pessoas lidavam com seus medos e ansiedades de maneiras criativas. Por exemplo, os residentes nos arranha-céus que foram fechados pela polícia se uniram como nunca antes, ignorando diferenças nacionais e tribais. Eles estabeleceram conexões nas redes sociais entre si e com a polícia, que logo se retirou.

Competição; Luta

A televisão exibia lutas por alimentos e rolos de banheiro em supermercados simbolizava a concorrência pelo que se considerava uma escassez iminente.

Em um nível mais sério, hospitais, estados e nações lutaram por suprimentos de leitos, máscaras, vestidos, equipamentos de proteção individual e respiradores. Leitos escassos e respiradores significavam, como aconteceu em Cremona (p), que alguns pacientes tinham que ser escolhidos para tratamento em vez de outros.

Em nível nacional, a China comprou equipamentos de emergência de todo o mundo no início da pandemia. O presidente Trump comprou hidroxicloroquina na crença de que os americanos se beneficiariam preferencialmente de sua suposta atividade anti-COVID-19. Laboratórios ao redor do mundo correram para ser os primeiros a descobrir uma vacina. Seus cidadãos seriam os primeiros a se beneficiar.

Foram ações competitivas transparentes. Mas havia uma competição mais entrincheirada, secreta e mais difundida: entre os ricos e os poderosos e os pobres e impotentes. Esta competição era relativamente invisível porque ocorreu de acordo com hierarquias há muito estabelecidas.

O resultado dessa desigualdade mostrou-se em pessoas mais pobres com maiores taxas de infecções e óbitos coronais. Por exemplo, nos EUA, negros e indígenas morreram do vírus com o dobro da taxa de brancos. As taxas diferenciadas de infecção e mortalidade também ocorreram em pandemias anteriores. Na verdade, os ricos geralmente têm melhor saúde do que os pobres.

Na pandemia os ricos já começaram com melhor saúde e acesso aos tratamentos. Eles foram capazes de evacuar para casas de férias pouco povoadas, ou poderiam bater para baixo em casas confortáveis e espaçosas com acesso abundante a recursos.

Indivíduos e nações mais pobres iniciaram a pandemia

em circunstâncias físicas, mentais e socialmente comprometidas. Eles tinham que viver em condições lotadas, e tinham que trabalhar em trabalhos ameaçadores, às vezes perigosos.

Sobrepondo-se aos pobres, outras seções da comunidade também se saíram pior do que outras. Eles incluíam os doentes, os deficientes e os idosos (especialmente aqueles em lares desamalados e mal administrados), os isolados, migrantes, solicitantes de asilo, portadores de vistos temporários e estudantes. Muitos deslizou para baixo da escala social e se juntou às fileiras dos vulneráveis após perder seus empregos.

Além dos riscos físicos de infecção, os pobres e vulneráveis muitas vezes sofriam impotente, derrota e perda de autoestima e identidade. Eles sofreram danos morais. Um homem com visto temporário sentiu.injustiçado e sem qualquer apoio depois de cinco anos pagando meus impostos e sendo parte da comunidade. Outro disse: "O governo australiano tratou as pessoas com vistos de férias como consumíveis."

Às vezes, homens humilhados afirmavam-se agressivamente, mesmo violentamente, na violência doméstica ou na comunidade.

No entanto, no geral, isso era raro. Governos, como o

australiano, forneceram subsídios financeiros aos pobres e subsídios aos empregadores para manter os empregos abertos. Isso manteve um suprimento de mercadorias e evitou que o cachorro comesse o caos social dos cães. Em vez de lutar por rolos de banheiro, como retratado na TV, as pessoas faziam fila calmamente por comida e itens essenciais.

Na parte superior da escala hierárquica, alguns racionalizaram que era seu direito evolutivo se comportar como desejavam, pois eram os preferidos na sobrevivência da natureza dos mais aptos. Alguns doaram um pouco de sua riqueza para apaziguar sua culpa.

Muito mais comumente, melhor quanto melhor doar dinheiro e seus serviços para os pobres. Alguns eram extremamente generosos. E algumas nações prometeram que a vacina, quando chegasse, seria justa e uniformemente distribuída a todos ao redor do mundo.

Cooperação; Criatividade

"Estamos todos juntos nisso!", tem sido um clamor comum, e de fato, excepcionalmente, todos no mundo foram ameaçados com o vírus corona.

Diante de um inimigo comum, as pessoas se uniram. Famílias, juntas por mais tempo, intensificaram seus relacionamentos. Vizinhos que tinham pouco em comum antes ofereceram ajuda um ao outro. Indígenas de diferentes tribos formaram "máfias" comuns. Especialmente inicialmente, quando a duração da pandemia não foi apreciada, houve uma onda de euforia, desde políticos até indivíduos que as pessoas deixaram de lado suas diferenças e se fundiram em uma causa comum.

Havia otimismo de que essa solidariedade continuaria a se traduzir em propósito comum e divisões passadas e inimizades seriam esquecidas. Parecia que se pudéssemos cooperar no vírus, poderíamos cooperar nas mudanças climáticas, nas armas nucleares, na pobreza.

Diz-se: "A necessidade é a mãe da invenção." Claro que a invenção que todos queremos é a vacina, mas enquanto isso indivíduos e sociedades inventaram novas formas de viver, trabalhar, negociar, comunicar, aprender, desfrutar, fazer coisas e criar. Algumas dessas invenções proporcionariam benefícios permanentes.

Euforia, cooperação e criatividade são comuns no início de guerras e outros desafios. No início, uma vitória rápida é antecipada. Mas esta guerra se arrastou. A cooperação na segunda onda foi através de dentes enrugados em vez de euforia. Alguns vacilaram em cooperar.

A união forçada pode ser irritante e desgastante. O

estresse pode reduzir a criatividade, a libido e a tolerância. Famílias se separaram durante a pandemia.

Mas o amor floresce após desastres e as taxas de natalidade aumentam.

Muito dependerá de uma liderança futura que as estratégias de sobrevivência reinarão. Espero que seja menos competição e luta e mais cooperação e criatividade.

Instintos de sobrevivência eram a carne e o sangue na pandemia. Mas eles não eram estáticos dentro dos indivíduos. Eles irradiaram ao longo de um andaime tridimensional.

Três Dimensões da Pandemia

A Dimensão dos Parâmetros

Esta dimensão denotaa natureza e o contexto do desastre. Ele orienta o 'o que' (neste caso, a pandemia), 'quando' ocorreu, se espalhou e terminou, 'onde' ocorreu, e 'quem' foi afetado: adultos e crianças; indivíduos, famílias, comunidade, nações e os vulneráveis e ajudantes.

O eixo dos parâmetros é o andaime, ou esqueleto no qual a carne e o sangue da pandemia são construídos.

2. A Dimensão do Processo

A dimensão do processo denota a progressão da pandemia a partir de avaliações de meios de sobrevivência através da evocação de impulsos de sobrevivência, para suas ondulações e consequências. Os impulsos de sobrevivência (estratégias) contêm as respostas físicas, psicológicas e sociais aparentemente infinitas e caóticas descritas até agora.

A Dimensão Espiritual ou De Profundidade

Esta dimensão é especificamente humana. Vai desde instintos até significados e propósitos existenciais. Inclui moral, valores, ideologias, religiões, sabedoria e verdade.

Frequentemente ignorada pelas profissões curativas, essa dimensão inclui dores que frequentemente excedem as físicas. Pense em culpas, vergonhas, raivas pela injustiça; dilemas morais, princípios, valores, autoestima, significados existenciais e propósito- as pessoas estão dispostas a morrer por eles, ou podem ser eternamente torturadas por eles. (Pense em ter que escolher quem terá um respirador; ter que trabalhar com o risco de infectar a família, e assim por diante.)

As três dimensões estão retratadas na Figura 1 abaixo.

(ver exibição de layout de impressão.)

É impossível manter em mente o parâmetro, o processo e as dimensões espirituais ao mesmo tempo. No entanto, cada ponto em cada dimensão é importante. Como na medicina, perder até um ponto pode ter resultados trágicos. Por exemplo, em Melbourne perder os cuidados adequados dos idosos em asilos levou a muitas mortes dos residentes, e uma segunda onda de pandemia em toda a cidade.

Muitas vezes as crianças são esquecidas. Muitas vezes dilemas espirituais são ignorados.

Como na medicina, eventualmente, todos os sistemas e órgãos devem ser considerados, por isso, na pandemia devemos varrer todos os parâmetros possíveis.

Diagnóstico de Respostas ao Estresse Pandemia

Por muito tempo, cada estratégia de sobrevivência foi reconhecida, mas a oitava não foi montada para explicar a grande variedade de sintomas em situações estressantes e traumáticas.

Isso levou a uma constrição de nossa língua. Por exemplo, podemos usar o termo 'depressão' para tristeza, luto, fadiga, derrota, solidão, fracasso, desmoralização, e assim por diante, sem perceber que cada uma pertence a áreas específicas ainda indefinidas. O mesmo vale para a "ansiedade", que pode abranger conceitos de causar danos, ser abandonado, ser prejudicado, traído, e assim por diante. Mesmo ideias suicidas podem surgir não apenas da "depressão", mas também da angústia, culpa, vergonha, injustiça, valores e ideais fracassados, decorrentes de estratégias de sobrevivência fracassadas.

A conscientização das estratégias de sobrevivência nos fornece um vocabulário que reconhece anteriormente incoar "consequências para a saúde mental" de desastres, antes limitados pela linguagem às taxas de suicídio, ansiedade e depressão.

A perspectiva wholist nos permite orientar, traçar e dar sentido à grande variedade de respostas da estratégia de sobrevivência, sejam elas físicas, psicológicas, sociais ou espirituais.

Lidar com as consequências da saúde mental da Pandemia

Os regimes de tratamento têm muitos nomes, mas certos elementos se aplicam aos tratamentos de saúde mental em todos os desastres, incluindo a pandemia.

Reconhecimento

Era importante reconhecer a natureza, extensão e perigo da pandemia para gerenciá-la de forma realista. Sem reconhecimento, está sujeito a negação, excesso de medo, rumores, mitos e fantasias, mas o pior de tudo, é vulnerável à devastação do vírus.

As autoridades precisavam ser verdadeiras e carinhosas para serem acreditadas e suas instruções a serem seguidas. Na Austrália, o governo, com cientistas ao seu lado, ganhou a confiança da população, pois eles forneceram suas atualizações diárias e instruções.

Da mesma forma, as pessoas geralmente confiavam em informações governamentais em jornais, no rádio, na televisão, na mídia eletrônica e nas publicações.

O reconhecimento oficial das consequências da saúde mental do desastre demorou um pouco mais, embora os trabalhadores do campo clamassem por recursos, pois enfrentavam um número crescente de pessoas em busca de ajuda.

Educação; Conselhos; Aconselhamento

Uma vez reconhecidos, os tratamentos foram instituídos. A primeira e mais comum linha de tratamento foi a de apoio. Incluía educação, conselhos e aconselhamento.

Educação.

As pessoas foram avisadas de respostas comuns a crises, como no panfleto Enfrentando uma grande crise pessoal colocado pela Cruz Vermelha (ver capítulo 2). Uma mensagem central foi Sua angústia é normal. São as circunstâncias que são anormais. As pessoas não eram loucas e não precisam sentir vergonha de como se sentiam.

Conselho

Os conselhos incluíam: estabelecer rotinas de refeições, dieta, sono, descanso, exercícios e tempo para descansar e pensar; tentar manter a vida o mais normal possível; definir e atingir metas imediatas; utilizar mídias modernas para trabalho, aprendizagem, diversão e manutenção de contatos; comunicar e compartilhar com outros significativos; expressar suas necessidades de forma clara e honesta para a família, amigos, funcionários e profissionais de saúde mental; não engarrafar sentimentos.

Aconselhamento

O aconselhamento incluía avisos e meios de alívio.

Avisos incluídos: tenha cuidado extra com máquinas e carros, pois o estresse distrai e leva a acidentes; manter seus medicamentos habituais; ser cauteloso com álcool, drogas não prescritas, jogo e comer demais. (Veja Do's e

Don'ts, p).

Técnicas de tensão e alívio do estresse incluía respiração profunda, exercícios de relaxamento, yoga, meditação, massagem, hidroterapia e desfrutar de prazeres simples, como caminhadas na natureza.

Todos os tratamentos se beneficiam muito da interação humana. Eles foram considerados partes não específicas do tratamento, mas na verdade seus ingredientes têm efeitos específicos contra o estresse.

Relacionamentos; Ingredientes de contra estresse

O que se aplica às autoridades quanto ao cuidado genuíno e à confiança se aplica também aos cuidadores e terapeutas profissionais. Suas características "humanas" tornam seus esforços críveis e confiáveis. O que eles fornecem tem os seguintes ingredientes:

Sentido de um ambiente seguro confiável- seja em um escritório, ou como era necessário na pandemia, sobre a tela.

"Estar lá"; 'respondendo como um 'humano' gerar confiança e segurança.

Bondade, conforto e apoio aumentar a sensação de importância e ser digno.

Empatia, ser ouvido, cuidar, segurar, nutrir fornecer

uma sensação de sintonia e ser compreendido.

Espaço e limites fornecer uma área para pensar, falar, brincar e trabalhar.

Atitudes e respeito não julgadores contra auto-julgamentos negativos.

Esperança incluindo bom ânimo, confiança, humor e expectativas positivas realistas (copo meio cheio) contra pessimismo e desespero excessivos.

Tratamentos Sintomáticos

Os tratamentos sintomáticos visam remover sintomas sem a principal preocupação com a percepção de suas origens. Exemplos são o tratamento de dores de cabeça e outras dores com analgésicos; sintomas estomacais com antiácidos; ansiedade com tranquilizantes; insônia com comprimidos para dormir; depressão com antidepressivos.

Da mesma forma, os medos são tratados com redução do medo (através da exposição gradual a objetos temidos); raiva com o gerenciamento da raiva; solidão com contatos facilitadores; problemas financeiros são resolvidos por consultores financeiros; desemprego com agências de emprego, e assim por diante.

Todos esses são tratamentos de apoio nos quais tanto clientes quanto ajudantes estão cientes da lógica da ajuda que é fornecida.

Alguns sintomas persistem e não fazem sentido. Isso porque simbolizam problemas profundos, que as pessoas sentem, se expostos, podem destruir suas vidas. Neste caso, a terapia de apoio deve ser expandida para a terapia de insights.

Uma ampla gama de terapias se concentram em sintomas específicos. Eles incluem terapia cognitiva comportamental (TCC), movimento ocular e dessensibilização e reprocessamento (EMDR), e psicoterapia focal, abordam tais problemas.

O que todos eles têm em comum é o reconhecimento do sintoma como simbólico de uma situação passada altamente estressante ou traumática, que a pessoa não poderia resolver no momento. Nessa situação, o cliente tinha feito o seu melhor, mas a situação era muito esmagadora e dolorosa. Essa situação está agora no passado, embora esteja impressa na mente como se ainda fosse atual. Com crescente clareza, as condições do trauma passado e da segurança atual são separadas e imbuídas de distância de tempo e significado narrativo.

Tratamento dentro de uma perspectiva wholist

Quando uma pessoa sobrevive a um grave acidente de carro, ela precisa de um exame físico. Cada área do corpo, cada órgão e sistema é examinado e avaliado em profundidade. Tudo em torno das circunstâncias e consequências do acidente também deve ser atendido (p).

A mesma abordagem multidimensional deve ser aplicada às consequências da saúde mental de desastres como a pandemia.

A perspectiva wholist inclui todos os elementos do tratamento considerados até agora: reconhecimento, educação, relacionamento e redução de sintomas.

Mas quando tudo está no ar, pegar um problema é apenas uma oportunidade para outro problema surgir. Assim como após um acidente de carro, não paramos de apaziguar um sintoma ou problema do evento, por isso não podemos estar satisfeitos em apaziguar um sintoma de saúde mental, como ansiedade ou depressão, pensamentos suicidas ou violência doméstica; especialmente agora que nossos olhos foram abertos a tantos outros sintomas em diferentes dimensões que ocorrem no estresse e trauma.

Lembra-se da pedra no lago? Causa múltiplas ondulações ao longo do comprimento, largura e profundidade da lagoa. Uma grande perturbação como uma pandemia causa uma variedade de ondulações em todas as dimensões. Lidar com uma onda, ou mesmo progressão de uma onda é insuficiente. Uma grande perturbação perturba o todo. Precisamos de uma perspectiva wholist.

No mínimo precisamos encontrar um epicentro, a perturbação central da pedra atingindo a água, o momento da colisão de dois carros, a infecção inicial do vírus. Podemos então varrer as múltiplas ondulações. Ou, quando a colisão não for lembrada, podemos rastrear as ondulações até seu epicentro.

Assim como todo ser humano tem características semelhantes, mas é diferente em detalhes, então todas as imagens pandêmicas estão amarradas à perspectiva wholist e podem ser examinadas através dela.

Entre os milhões dessas fotos, vamos brevemente olhar para Laura (p) como um breve exemplo.

Você deveria procurar o epicentro de sua angústia e perguntar 'De todas as coisas que te preocupam, o que mais te preocupa?' ela poderia dizer que era ter que escolher quem entubar e quem deixar para morrer. Seu instinto de resgate foi traumatizado, mas ainda vivo quando ela queria abraçar o garoto que tinha medo de morrer. Seus outros instintos estavam sobrecarregados. Ela estava em combate em turnos de 12 horas, mas não importa quanta energia ela gastasse, ela não poderia ter sucesso. Ela se sentiu derrotada competindo por recursos escassos. Ela não podia lutar contra o vírus. Estamos caindo como moscas. E eventualmente ela sucumbe ao vírus. Ela se torna dependente dos outros. Ela se lembra de todos os mortos. Havia muitos para lamentar. Ela tem ideias suicidas.

Seus sintomas estão relacionados com a gama de estratégias de sobrevivência sobrecarregadas (Tabela 1, p). Se tratássemos Laura, no contexto da relação terapêutica (ver outros elementos do tratamento) reconheceríamos, nomearíamos, falaríamos, traçaríamos suas origens, reenterecêssemos, reavaliassem, colocassem em contexto, processíssemos e colocássemos seus traumas em um quadro autoconsciente, moral, existencial, agora em seu poder. Um processo semelhante pode ser necessário para sua família e seus colegas.

Todas as estratégias de sobrevivência em todas as suas dimensões estão cobertas.

Ajudar os profissionais muitas vezes a demur, dizendo que eles não são treinados para curar a variedade de problemas biológicos, psicológicos e sociais. Além disso, eles não têm tempo para cobrir toda a condição humana de seus clientes.

No entanto, não é muito difícil aprender como

diferentes estratégias de sobrevivência se manifestam em seus diferentes disfarces. Na verdade, uma perspectiva wholist economiza tempo, assim como reconhecer e lidar com todos os distúrbios físicos atuais faz na medicina geral.

Na prática, reconhecimento, aconselhamento, relações contra o estresse, sintomáticos e solidários, e insights e tratamentos wholist todos alternam e combinam. A perspectiva wholist garante que uma grande variedade de sintomas possa ser compreendida em seus contextos e receber tratamentos adequados.

Esse é o propósito deste livreto: converter experiências dolorosas em histórias compreensíveis que façam sentido e curem.

Não é uma perspectiva de luxo. Perder aspectos disso pode ter consequências terríveis. Incluí-los pode restaurar o amor e a alma em nossos eus abalados.

CONCLUSÃO

Podemos estar vendo o COVID-19 como um evento sem precedentes. Mas então, para vítimas de muitas situações seus traumas parecem pessoais e sem precedentes. No entanto, nesta pandemia, talvez pela primeira vez, houve uma aceitação científica generalizada das consequências compartilhadas, mesmo que variadas, para a saúde mental. E essas consequências, se de alguma forma únicas, são compartilhadas com outros grandes desastres.

O problema tem sido identificar e, consequentemente, tratar essas consequências para a saúde mental. Os diagnósticos psiquiátricos comumente mencionados de depressão, ansiedade, suicídio e violência doméstica não cobrem a infinidade quase infinita de sofrimento humano que se manifestou na pandemia, e de fato faz em outras catástrofes.

Este livreto fornece uma estrutura onipresente, a perspectiva wholist, que reconhece as respostas de sobrevivência e suas ondulações. A estrutura faz sentido uma grande variedade de sofrimento cognitivo, emocional, psicossomático e moral na pandemia. Utilizando esse conhecimento, a cartilha descreve diferentes níveis de tratamento, desde conselhos gerais até aprofundamento no coração do sofrimento.

Cada tristeza é singularmente pungente. No entanto, uma ciência das tristezas pode ajudar a curar muitas tristezas.

REFERÊNCIAS

Cruz Vermelha Australiana: Enfrentando uma grande crise pessoal (panfleto).

Gestão de Emergências Austrália (2002). Guia de Profissionais de Saúde Mental.

Valent, P. (1998). Da Sobrevivência ao Cumprimento; Uma estrutura para o trauma da vida.

Dialética. Taylor e Francis.

Valent, P. (1998). Terapia de Trauma e Realização; Um quadro wholist.

Taylor e Francis.